This book belongs to:

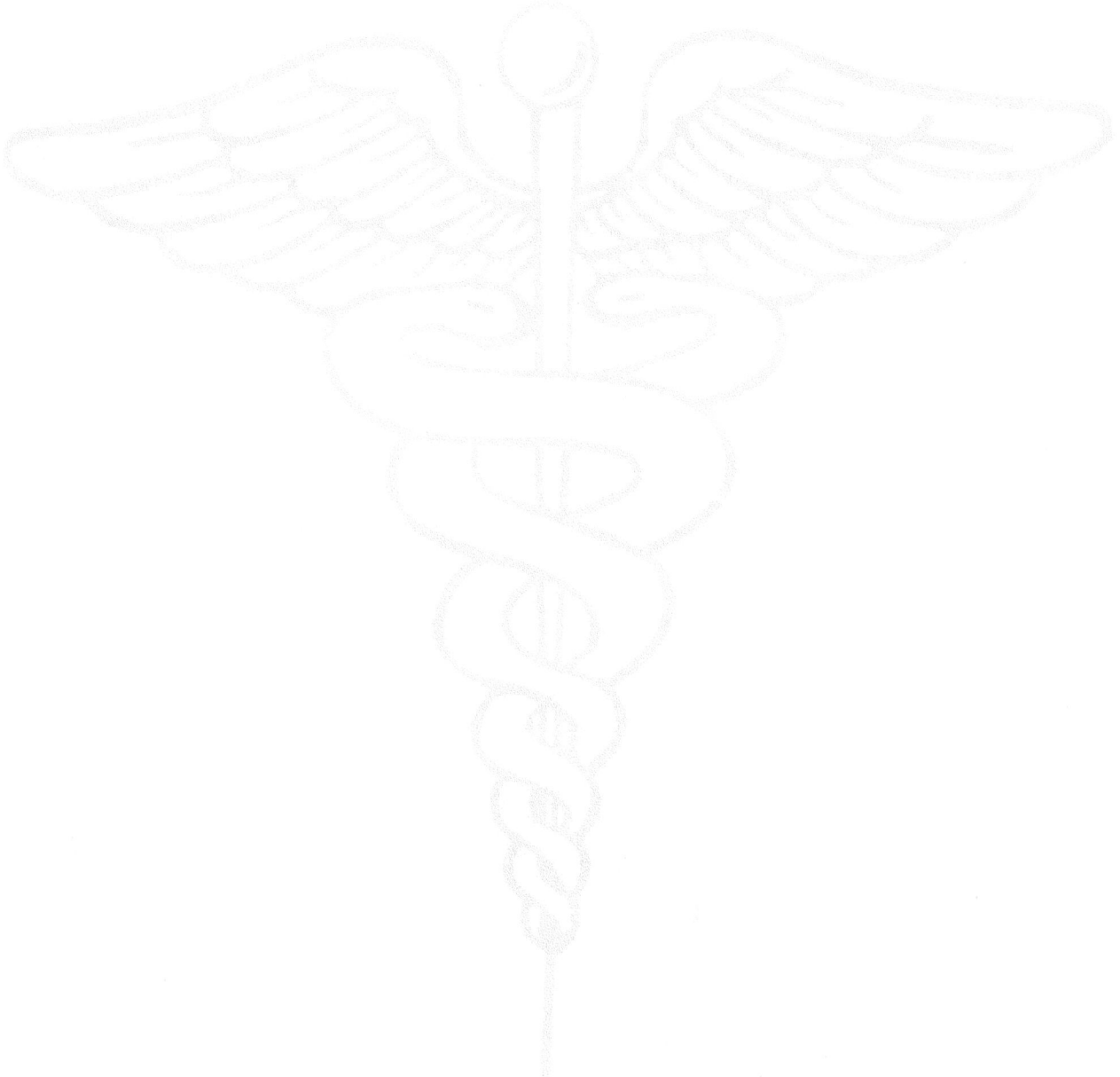

Dedication

This pain tracker is for anyone who has suffered or is currently suffering from chronic pain. I know how debilitating and frustrating pain can be. My hope is with this book you can gain awareness and get better health outcomes with your conditions.

Knowledge is power!

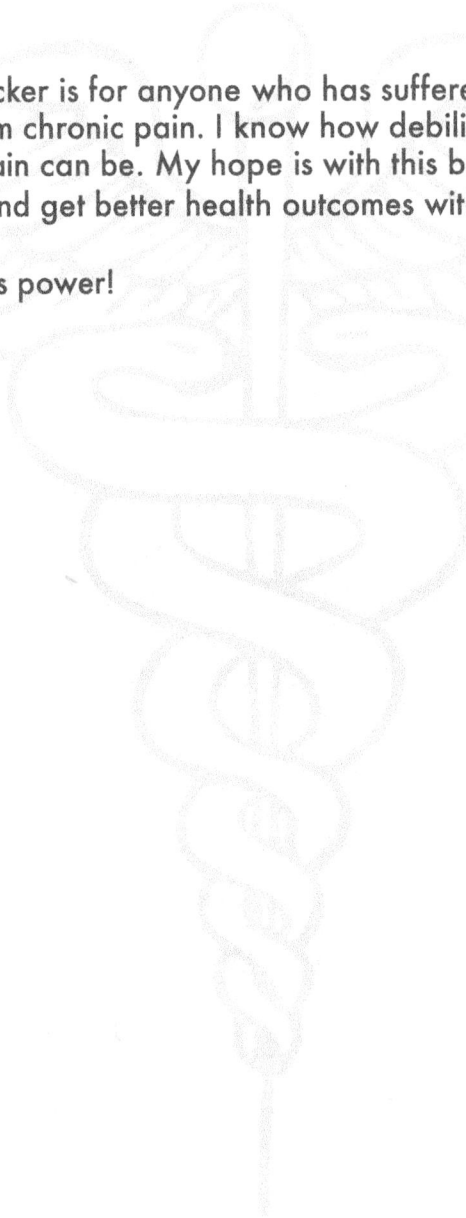

How To Use This Chronic Pain Tracker:

This chronic pain tracker is to help you gain awareness of your conditions, and help manage your health care better.

Included are sections to record:

Basic Info – Date, Energy, Activity, Sleep.

Meals – Breakfast, Lunch, Dinner, Snacks. A space to write what you're eating, and you can include calories or other information.

Pain Level / Area – A graph of a body so you can circle or draw in where you feel the pain. This is helpful for health professionals and yourself to see if it's in the same area or changing.

Time / Symptoms / Triggers – This is the main area to record your symptoms, what time they happened, and if anything triggered the pain.

Pain Progression - A chart you can write in what time of day exactly you feel the pain, and if it gets worse throughout the day, or what the overall trends are.

📅 DATE

⚡ ENERGY | 1 | 2 | 3 | 4 | 5

🏃 ACTIVITY | 1 | 2 | 3 | 4 | 5

🌙 SLEEP | 1 | 2 | 3 | 4 | 5

MEALS

◯ BREAKFAST

◯ LUNCH

◯ DINNER

◯ SNACKS

PAIN LEVEL / AREA

1 ◯
2 ◯
3 ◯
4 ◯
5 ◯
6 ◯
7 ◯
8 ◯
9 ◯
10 ◯

🕐 TIME	🧍 SYMPTOMS	📋 TRIGGERS

PAIN PROGRESSION

PAIN LEVEL																									
5																									
4																									
3																									
2																									
1																									
	1	2	3	4	5	6	7	8	9	10	11	12	1	2	3	4	5	6	7	8	9	10	11	12	

DAY TIME

📅 DATE		PAIN LEVEL / AREA

⚡ ENERGY	1 2 3 4 5
🏃 ACTIVITY	1 2 3 4 5
🌙 SLEEP	1 2 3 4 5

PAIN LEVEL / AREA

1
2
3
4
5
6
7
8
9
10

MEALS

- ○ BREAKFAST
- ○ LUNCH
- ○ DINNER
- ○ SNACKS

🕐 TIME	🧍 SYMPTOMS	📋 TRIGGERS

PAIN PROGRESSION

PAIN LEVEL																								
5																								
4																								
3																								
2																								
1																								
	1	2	3	4	5	6	7	8	9	10	11	12	1	2	3	4	5	6	7	8	9	10	11	12

DAY TIME

📅 DATE		PAIN LEVEL / AREA

⚡ ENERGY	1	2	3	4	5
🏃 ACTIVITY	1	2	3	4	5
🌙 SLEEP	1	2	3	4	5

MEALS

- ○ BREAKFAST
- ○ LUNCH
- ○ DINNER
- ○ SNACKS

PAIN LEVEL / AREA

1 ○
2 ○
3 ○
4 ○
5 ○
6 ○
7 ○
8 ○
9 ○
10 ○

🕐 TIME	🧍 SYMPTOMS	📋 TRIGGERS

PAIN PROGRESSION

PAIN LEVEL																								
5																								
4																								
3																								
2																								
1																								
	1	2	3	4	5	6	7	8	9	10	11	12	1	2	3	4	5	6	7	8	9	10	11	12

DAY TIME

📅 DATE		PAIN LEVEL / AREA

⚡ ENERGY	1	2	3	4	5
🏃 ACTIVITY	1	2	3	4	5
🌙 SLEEP	1	2	3	4	5

MEALS

- ◯ BREAKFAST
- ◯ LUNCH
- ◯ DINNER
- ◯ SNACKS

PAIN LEVEL / AREA

1 ◯
2 ◯
3 ◯
4 ◯
5 ◯
6 ◯
7 ◯
8 ◯
9 ◯
10 ◯

🕐 TIME	👕 SYMPTOMS	📋 TRIGGERS

PAIN PROGRESSION

PAIN LEVEL																									
5																									
4																									
3																									
2																									
1																									
	1	2	3	4	5	6	7	8	9	10	11	12	1	2	3	4	5	6	7	8	9	10	11	12

DAY TIME

📅 DATE		PAIN LEVEL / AREA

⚡ ENERGY | 1 | 2 | 3 | 4 | 5 |

🏃 ACTIVITY | 1 | 2 | 3 | 4 | 5 |

🌙 SLEEP | 1 | 2 | 3 | 4 | 5 |

MEALS

○ BREAKFAST

○ LUNCH

○ DINNER

○ SNACKS

PAIN LEVEL / AREA

1 ○
2 ○
3 ○
4 ○
5 ○
6 ○
7 ○
8 ○
9 ○
10 ○

🕐 TIME	🧑 SYMPTOMS	📋 TRIGGERS

PAIN PROGRESSION

PAIN LEVEL																								
5																								
4																								
3																								
2																								
1																								
	1	2	3	4	5	6	7	8	9	10	11	12	1	2	3	4	5	6	7	8	9	10	11	12

DAY TIME

DATE

	1	2	3	4	5
⚡ ENERGY	1	2	3	4	5
🏃 ACTIVITY	1	2	3	4	5
🌙 SLEEP	1	2	3	4	5

MEALS

- ○ BREAKFAST
- ○ LUNCH
- ○ DINNER
- ○ SNACKS

PAIN LEVEL / AREA

1 ○
2 ○
3 ○
4 ○
5 ○
6 ○
7 ○
8 ○
9 ○
10 ○

🕐 TIME	👤 SYMPTOMS	📋 TRIGGERS

PAIN PROGRESSION

PAIN LEVEL																									
5																									
4																									
3																									
2																									
1																									
	1	2	3	4	5	6	7	8	9	10	11	12	1	2	3	4	5	6	7	8	9	10	11	12

DAY TIME

📅 DATE

⚡ ENERGY | 1 | 2 | 3 | 4 | 5 |

🏃 ACTIVITY | 1 | 2 | 3 | 4 | 5 |

🌙 SLEEP | 1 | 2 | 3 | 4 | 5 |

MEALS

○ BREAKFAST

○ LUNCH

○ DINNER

○ SNACKS

PAIN LEVEL / AREA

1 ○
2 ○
3 ○
4 ○
5 ○
6 ○
7 ○
8 ○
9 ○
10 ○

🕐 TIME	🧍 SYMPTOMS	📋 TRIGGERS

PAIN PROGRESSION

PAIN LEVEL																									
5																									
4																									
3																									
2																									
1																									
	1	2	3	4	5	6	7	8	9	10	11	12	1	2	3	4	5	6	7	8	9	10	11	12

DAY TIME

📅 DATE	

PAIN LEVEL / AREA

⚡ ENERGY	1 | 2 | 3 | 4 | 5
🏃 ACTIVITY	1 | 2 | 3 | 4 | 5
🌙 SLEEP	1 | 2 | 3 | 4 | 5

MEALS

◯	BREAKFAST
◯	LUNCH
◯	DINNER
◯	SNACKS

1 ◯
2 ◯
3 ◯
4 ◯
5 ◯
6 ◯
7 ◯
8 ◯
9 ◯
10 ◯

🕐 TIME	🧍 SYMPTOMS	📋 TRIGGERS

PAIN PROGRESSION

PAIN LEVEL																									
5																									
4																									
3																									
2																									
1																									
	1	2	3	4	5	6	7	8	9	10	11	12	1	2	3	4	5	6	7	8	9	10	11	12

DAY TIME

📅 DATE		PAIN LEVEL / AREA

⚡ ENERGY | 1 | 2 | 3 | 4 | 5 |

🏃 ACTIVITY | 1 | 2 | 3 | 4 | 5 |

🌙 SLEEP | 1 | 2 | 3 | 4 | 5 |

MEALS

- ○ BREAKFAST
- ○ LUNCH
- ○ DINNER
- ○ SNACKS

PAIN LEVEL / AREA

1 ○
2 ○
3 ○
4 ○
5 ○
6 ○
7 ○
8 ○
9 ○
10 ○

🕐 TIME	🧍 SYMPTOMS	📋 TRIGGERS

PAIN PROGRESSION

PAIN LEVEL																								
5																								
4																								
3																								
2																								
1																								
	1	2	3	4	5	6	7	8	9	10	11	12	1	2	3	4	5	6	7	8	9	10	11	12

DAY TIME

DATE

	ENERGY	1	2	3	4	5
	ACTIVITY	1	2	3	4	5
	SLEEP	1	2	3	4	5

MEALS

○ BREAKFAST

○ LUNCH

○ DINNER

○ SNACKS

PAIN LEVEL / AREA

1 ○
2 ○
3 ○
4 ○
5 ○
6 ○
7 ○
8 ○
9 ○
10 ○

⏱ TIME	👤 SYMPTOMS	📋 TRIGGERS

PAIN PROGRESSION

PAIN LEVEL	5																								
	4																								
	3																								
	2																								
	1																								
		1	2	3	4	5	6	7	8	9	10	11	12	1	2	3	4	5	6	7	8	9	10	11	12

DAY TIME

📅 DATE		PAIN LEVEL / AREA

⚡ ENERGY	1 2 3 4 5	
🏃 ACTIVITY	1 2 3 4 5	
🌙 SLEEP	1 2 3 4 5	

MEALS

- ○ BREAKFAST
- ○ LUNCH
- ○ DINNER
- ○ SNACKS

PAIN LEVEL / AREA

1 ○
2 ○
3 ○
4 ○
5 ○
6 ○
7 ○
8 ○
9 ○
10 ○

🕐 TIME	🧍 SYMPTOMS	📋 TRIGGERS

PAIN PROGRESSION

PAIN LEVEL		1	2	3	4	5	6	7	8	9	10	11	12	1	2	3	4	5	6	7	8	9	10	11	12
	5																								
	4																								
	3																								
	2																								
	1																								

DAY TIME

📅 DATE		PAIN LEVEL / AREA

PAIN LEVEL / AREA

⚡ ENERGY	1	2	3	4	5
🏃 ACTIVITY	1	2	3	4	5
🌙 SLEEP	1	2	3	4	5

1 ○
2 ○
3 ○
4 ○
5 ○
6 ○
7 ○
8 ○
9 ○
10 ○

MEALS

○ BREAKFAST

○ LUNCH

○ DINNER

○ SNACKS

🕐 TIME	🧍 SYMPTOMS	📋 TRIGGERS

PAIN PROGRESSION

PAIN LEVEL																								
5																								
4																								
3																								
2																								
1																								
	1	2	3	4	5	6	7	8	9	10	11	12	1	2	3	4	5	6	7	8	9	10	11	12

DAY TIME

📅 **DATE**

⚡ ENERGY		1 | 2 | 3 | 4 | 5
🏃 ACTIVITY		1 | 2 | 3 | 4 | 5
🌙 SLEEP		1 | 2 | 3 | 4 | 5

PAIN LEVEL / AREA

1 ◯
2 ◯
3 ◯
4 ◯
5 ◯
6 ◯
7 ◯
8 ◯
9 ◯
10 ◯

MEALS

- ◯ BREAKFAST
- ◯ LUNCH
- ◯ DINNER
- ◯ SNACKS

🕐 TIME	🧑‍⚕️ SYMPTOMS	📋 TRIGGERS

PAIN PROGRESSION

PAIN LEVEL																									
5																									
4																									
3																									
2																									
1																									
	1	2	3	4	5	6	7	8	9	10	11	12	1	2	3	4	5	6	7	8	9	10	11	12

DAY TIME

📅 DATE		PAIN LEVEL / AREA

PAIN LEVEL / AREA

⚡ ENERGY	1	2	3	4	5
🏃 ACTIVITY	1	2	3	4	5
🌙 SLEEP	1	2	3	4	5

MEALS

○ BREAKFAST

○ LUNCH

○ DINNER

○ SNACKS

Pain level markers: 1 2 3 4 5 6 7 8 9 10

🕐 TIME	🧍 SYMPTOMS	📋 TRIGGERS

PAIN PROGRESSION

PAIN LEVEL	5																								
	4																								
	3																								
	2																								
	1																								
		1	2	3	4	5	6	7	8	9	10	11	12	1	2	3	4	5	6	7	8	9	10	11	12

DAY TIME

DATE

ENERGY | 1 | 2 | 3 | 4 | 5 |

ACTIVITY | 1 | 2 | 3 | 4 | 5 |

SLEEP | 1 | 2 | 3 | 4 | 5 |

MEALS

- ○ BREAKFAST
- ○ LUNCH
- ○ DINNER
- ○ SNACKS

PAIN LEVEL / AREA

1 ○
2 ○
3 ○
4 ○
5 ○
6 ○
7 ○
8 ○
9 ○
10 ○

🕐 TIME	👤 SYMPTOMS	📋 TRIGGERS

PAIN PROGRESSION

PAIN LEVEL	5																								
	4																								
	3																								
	2																								
	1																								
		1	2	3	4	5	6	7	8	9	10	11	12	1	2	3	4	5	6	7	8	9	10	11	12

DAY TIME

📅 DATE		PAIN LEVEL / AREA

⚡ ENERGY	1 2 3 4 5	
🏃 ACTIVITY	1 2 3 4 5	
🌙 SLEEP	1 2 3 4 5	

MEALS

- ○ BREAKFAST
- ○ LUNCH
- ○ DINNER
- ○ SNACKS

Pain level/area numbered 1–10

🕐 TIME	🧍 SYMPTOMS	📋 TRIGGERS

PAIN PROGRESSION

PAIN LEVEL																								
5																								
4																								
3																								
2																								
1																								
	1	2	3	4	5	6	7	8	9	10	11	12	1	2	3	4	5	6	7	8	9	10	11	12

DAY TIME

📅 DATE		PAIN LEVEL / AREA

⚡ ENERGY	1	2	3	4	5
🏃 ACTIVITY	1	2	3	4	5
🌙 SLEEP	1	2	3	4	5

MEALS

- ○ BREAKFAST
- ○ LUNCH
- ○ DINNER
- ○ SNACKS

PAIN LEVEL / AREA

1 ○
2 ○
3 ○
4 ○
5 ○
6 ○
7 ○
8 ○
9 ○
10 ○

🕐 TIME	🧍 SYMPTOMS	📋 TRIGGERS

PAIN PROGRESSION

PAIN LEVEL																									
5																									
4																									
3																									
2																									
1																									
	1	2	3	4	5	6	7	8	9	10	11	12	1	2	3	4	5	6	7	8	9	10	11	12

DAY TIME

DATE

PAIN LEVEL / AREA

ENERGY	1	2	3	4	5
ACTIVITY	1	2	3	4	5
SLEEP	1	2	3	4	5

MEALS

○ BREAKFAST

○ LUNCH

○ DINNER

○ SNACKS

1 ○
2 ○
3 ○
4 ○
5 ○
6 ○
7 ○
8 ○
9 ○
10 ○

TIME	SYMPTOMS	TRIGGERS

PAIN PROGRESSION

PAIN LEVEL																									
5																									
4																									
3																									
2																									
1																									
	1	2	3	4	5	6	7	8	9	10	11	12	1	2	3	4	5	6	7	8	9	10	11	12	

DAY TIME

📅 DATE		PAIN LEVEL / AREA

⚡ ENERGY	1	2	3	4	5
🏃 ACTIVITY	1	2	3	4	5
🌙 SLEEP	1	2	3	4	5

MEALS

- ○ BREAKFAST
- ○ LUNCH
- ○ DINNER
- ○ SNACKS

PAIN LEVEL / AREA

1 ○ 2 ○ 3 ○ 4 ○ 5 ○ 6 ○ 7 ○ 8 ○ 9 ○ 10 ○

🕐 TIME	🧍 SYMPTOMS	📋 TRIGGERS

PAIN PROGRESSION

PAIN LEVEL																									
5																									
4																									
3																									
2																									
1																									
	1	2	3	4	5	6	7	8	9	10	11	12	1	2	3	4	5	6	7	8	9	10	11	12

DAY TIME

📅 DATE						PAIN LEVEL / AREA

⚡ ENERGY	1	2	3	4	5
🏃 ACTIVITY	1	2	3	4	5
🌙 SLEEP	1	2	3	4	5

MEALS

- ○ BREAKFAST
- ○ LUNCH
- ○ DINNER
- ○ SNACKS

PAIN LEVEL / AREA

1 ○
2 ○
3 ○
4 ○
5 ○
6 ○
7 ○
8 ○
9 ○
10 ○

🕐 TIME	🧍 SYMPTOMS	📋 TRIGGERS

PAIN PROGRESSION

PAIN LEVEL	1	2	3	4	5	6	7	8	9	10	11	12	1	2	3	4	5	6	7	8	9	10	11	12
5																								
4																								
3																								
2																								
1																								

DAY TIME

DATE

⚡ ENERGY	1	2	3	4	5
🏃 ACTIVITY	1	2	3	4	5
🌙 SLEEP	1	2	3	4	5

MEALS

○ BREAKFAST

○ LUNCH

○ DINNER

○ SNACKS

PAIN LEVEL / AREA

1 ○
2 ○
3 ○
4 ○
5 ○
6 ○
7 ○
8 ○
9 ○
10 ○

🕐 TIME	👤 SYMPTOMS	📋 TRIGGERS

PAIN PROGRESSION

PAIN LEVEL																								
5																								
4																								
3																								
2																								
1																								
	1	2	3	4	5	6	7	8	9	10	11	12	1	2	3	4	5	6	7	8	9	10	11	12

DAY TIME

📅 DATE		PAIN LEVEL / AREA

⚡ ENERGY	1	2	3	4	5
🏃 ACTIVITY	1	2	3	4	5
🌙 SLEEP	1	2	3	4	5

MEALS

- ⭘ BREAKFAST
- ⭘ LUNCH
- ⭘ DINNER
- ⭘ SNACKS

PAIN LEVEL / AREA

1 ⭘
2 ⭘
3 ⭘
4 ⭘
5 ⭘
6 ⭘
7 ⭘
8 ⭘
9 ⭘
10 ⭘

🕐 TIME	🧍 SYMPTOMS	📋 TRIGGERS

PAIN PROGRESSION

PAIN LEVEL																									
5																									
4																									
3																									
2																									
1																									
	1	2	3	4	5	6	7	8	9	10	11	12	1	2	3	4	5	6	7	8	9	10	11	12

DAY TIME

📅 DATE		PAIN LEVEL / AREA

⚡ ENERGY	1	2	3	4	5
🏃 ACTIVITY	1	2	3	4	5
🌙 SLEEP	1	2	3	4	5

MEALS

- ○ BREAKFAST
- ○ LUNCH
- ○ DINNER
- ○ SNACKS

PAIN LEVEL / AREA

1 ○
2 ○
3 ○
4 ○
5 ○
6 ○
7 ○
8 ○
9 ○
10 ○

🕐 TIME	🧍 SYMPTOMS	📋 TRIGGERS

PAIN PROGRESSION

PAIN LEVEL																									
5																									
4																									
3																									
2																									
1																									
	1	2	3	4	5	6	7	8	9	10	11	12	1	2	3	4	5	6	7	8	9	10	11	12

DAY TIME

📅 DATE		PAIN LEVEL / AREA

⚡ ENERGY	1	2	3	4	5
🏃 ACTIVITY	1	2	3	4	5
🌙 SLEEP	1	2	3	4	5

MEALS

- ○ BREAKFAST
- ○ LUNCH
- ○ DINNER
- ○ SNACKS

PAIN LEVEL / AREA

1 ○
2 ○
3 ○
4 ○
5 ○
6 ○
7 ○
8 ○
9 ○
10 ○

🕐 TIME	🧍 SYMPTOMS	📋 TRIGGERS

PAIN PROGRESSION

PAIN LEVEL		1	2	3	4	5	6	7	8	9	10	11	12	1	2	3	4	5	6	7	8	9	10	11	12
	5																								
	4																								
	3																								
	2																								
	1																								

DAY TIME

📅 DATE	

⚡ ENERGY	1	2	3	4	5
🏃 ACTIVITY	1	2	3	4	5
🌙 SLEEP	1	2	3	4	5

PAIN LEVEL / AREA

1 ◯
2 ◯
3 ◯
4 ◯
5 ◯
6 ◯
7 ◯
8 ◯
9 ◯
10 ◯

MEALS

◯ BREAKFAST

◯ LUNCH

◯ DINNER

◯ SNACKS

🕐 TIME	🧍 SYMPTOMS	📋 TRIGGERS

PAIN PROGRESSION

PAIN LEVEL																									
5																									
4																									
3																									
2																									
1																									
	1	2	3	4	5	6	7	8	9	10	11	12	1	2	3	4	5	6	7	8	9	10	11	12	

DAY TIME

📅 DATE

⚡ ENERGY	1	2	3	4	5
🏃 ACTIVITY	1	2	3	4	5
🌙 SLEEP	1	2	3	4	5

MEALS

○ BREAKFAST

○ LUNCH

○ DINNER

○ SNACKS

PAIN LEVEL / AREA

1 ○
2 ○
3 ○
4 ○
5 ○
6 ○
7 ○
8 ○
9 ○
10 ○

🕐 TIME	🧍 SYMPTOMS	📋 TRIGGERS

PAIN PROGRESSION

PAIN LEVEL																									
5																									
4																									
3																									
2																									
1																									
	1	2	3	4	5	6	7	8	9	10	11	12	1	2	3	4	5	6	7	8	9	10	11	12	

DAY TIME

DATE

⚡ ENERGY	1 2 3 4 5
🏃 ACTIVITY	1 2 3 4 5
🌙 SLEEP	1 2 3 4 5

MEALS

○ BREAKFAST

○ LUNCH

○ DINNER

○ SNACKS

PAIN LEVEL / AREA

1 ○
2 ○
3 ○
4 ○
5 ○
6 ○
7 ○
8 ○
9 ○
10 ○

🕐 TIME	🧍 SYMPTOMS	📋 TRIGGERS

PAIN PROGRESSION

PAIN LEVEL																									
5																									
4																									
3																									
2																									
1																									
	1	2	3	4	5	6	7	8	9	10	11	12	1	2	3	4	5	6	7	8	9	10	11	12	

DAY TIME

📅 DATE

⚡ ENERGY | 1 | 2 | 3 | 4 | 5 |

🏃 ACTIVITY | 1 | 2 | 3 | 4 | 5 |

🌙 SLEEP | 1 | 2 | 3 | 4 | 5 |

MEALS

○ BREAKFAST

○ LUNCH

○ DINNER

○ SNACKS

PAIN LEVEL / AREA

1 ○
2 ○
3 ○
4 ○
5 ○
6 ○
7 ○
8 ○
9 ○
10 ○

🕐 TIME	🧍 SYMPTOMS	📋 TRIGGERS

PAIN PROGRESSION

PAIN LEVEL																								
5																								
4																								
3																								
2																								
1																								
	1	2	3	4	5	6	7	8	9	10	11	12	1	2	3	4	5	6	7	8	9	10	11	12

DAY TIME

📅 **DATE**

PAIN LEVEL / AREA

⚡ ENERGY | 1 | 2 | 3 | 4 | 5 |

🏃 ACTIVITY | 1 | 2 | 3 | 4 | 5 |

🌙 SLEEP | 1 | 2 | 3 | 4 | 5 |

MEALS

○ BREAKFAST

○ LUNCH

○ DINNER

○ SNACKS

Pain area scale: 1, 2, 3, 4, 5, 6, 7, 8, 9, 10

🕐 TIME	🧍 SYMPTOMS	📋 TRIGGERS

PAIN PROGRESSION

PAIN LEVEL		1	2	3	4	5	6	7	8	9	10	11	12	1	2	3	4	5	6	7	8	9	10	11	12
5																									
4																									
3																									
2																									
1																									

DAY TIME

📅 DATE							PAIN LEVEL / AREA

⚡ ENERGY	1	2	3	4	5
🏃 ACTIVITY	1	2	3	4	5
🌙 SLEEP	1	2	3	4	5

MEALS

- ◯ BREAKFAST
- ◯ LUNCH
- ◯ DINNER
- ◯ SNACKS

PAIN LEVEL / AREA

1 ◯
2 ◯
3 ◯
4 ◯
5 ◯
6 ◯
7 ◯
8 ◯
9 ◯
10 ◯

🕐 TIME	🧍 SYMPTOMS	➕ TRIGGERS

PAIN PROGRESSION

PAIN LEVEL	1	2	3	4	5	6	7	8	9	10	11	12	1	2	3	4	5	6	7	8	9	10	11	12
5																								
4																								
3																								
2																								
1																								

DAY TIME

DATE

	1	2	3	4	5
⚡ ENERGY	1	2	3	4	5
🏃 ACTIVITY	1	2	3	4	5
🌙 SLEEP	1	2	3	4	5

MEALS

- ○ BREAKFAST
- ○ LUNCH
- ○ DINNER
- ○ SNACKS

PAIN LEVEL / AREA

1 ○
2 ○
3 ○
4 ○
5 ○
6 ○
7 ○
8 ○
9 ○
10 ○

🕐 TIME	👤 SYMPTOMS	📋 TRIGGERS

PAIN PROGRESSION

PAIN LEVEL																									
5																									
4																									
3																									
2																									
1																									
	1	2	3	4	5	6	7	8	9	10	11	12	1	2	3	4	5	6	7	8	9	10	11	12

DAY TIME

DATE

ENERGY | 1 | 2 | 3 | 4 | 5 |
ACTIVITY | 1 | 2 | 3 | 4 | 5 |
SLEEP | 1 | 2 | 3 | 4 | 5 |

MEALS

○ BREAKFAST

○ LUNCH

○ DINNER

○ SNACKS

PAIN LEVEL / AREA

1 ○
2 ○
3 ○
4 ○
5 ○
6 ○
7 ○
8 ○
9 ○
10 ○

TIME	SYMPTOMS	TRIGGERS

PAIN PROGRESSION

PAIN LEVEL																								
5																								
4																								
3																								
2																								
1																								
	1	2	3	4	5	6	7	8	9	10	11	12	1	2	3	4	5	6	7	8	9	10	11	12

DAY TIME

DATE

⚡ ENERGY

1	2	3	4	5

🏃 ACTIVITY

1	2	3	4	5

🌙 SLEEP

1	2	3	4	5

MEALS

○ BREAKFAST

○ LUNCH

○ DINNER

○ SNACKS

PAIN LEVEL / AREA

1	○
2	○
3	○
4	○
5	○
6	○
7	○
8	○
9	○
10	○

🕐 TIME	🧍 SYMPTOMS	📋 TRIGGERS

PAIN PROGRESSION

PAIN LEVEL	5																								
	4																								
	3																								
	2																								
	1																								
		1	2	3	4	5	6	7	8	9	10	11	12	1	2	3	4	5	6	7	8	9	10	11	12

DAY TIME

DATE

ENERGY | 1 | 2 | 3 | 4 | 5

ACTIVITY | 1 | 2 | 3 | 4 | 5

SLEEP | 1 | 2 | 3 | 4 | 5

MEALS

○ BREAKFAST

○ LUNCH

○ DINNER

○ SNACKS

PAIN LEVEL / AREA

1 ○
2 ○
3 ○
4 ○
5 ○
6 ○
7 ○
8 ○
9 ○
10 ○

⏱ TIME	🧍 SYMPTOMS	📋 TRIGGERS

PAIN PROGRESSION

PAIN LEVEL																								
5																								
4																								
3																								
2																								
1																								
	1	2	3	4	5	6	7	8	9	10	11	12	1	2	3	4	5	6	7	8	9	10	11	12

DAY TIME

📅 DATE		PAIN LEVEL / AREA

⚡ ENERGY	1	2	3	4	5
🏃 ACTIVITY	1	2	3	4	5
🌙 SLEEP	1	2	3	4	5

MEALS
◯ BREAKFAST
◯ LUNCH
◯ DINNER
◯ SNACKS

PAIN LEVEL / AREA

1 ◯
2 ◯
3 ◯
4 ◯
5 ◯
6 ◯
7 ◯
8 ◯
9 ◯
10 ◯

🕐 TIME	🧍 SYMPTOMS	📋 TRIGGERS

PAIN PROGRESSION

PAIN LEVEL																									
5																									
4																									
3																									
2																									
1																									
	1	2	3	4	5	6	7	8	9	10	11	12	1	2	3	4	5	6	7	8	9	10	11	12

DAY TIME

DATE

⚡ ENERGY	1	2	3	4	5
🏃 ACTIVITY	1	2	3	4	5
🌙 SLEEP	1	2	3	4	5

MEALS

- ○ BREAKFAST
- ○ LUNCH
- ○ DINNER
- ○ SNACKS

PAIN LEVEL / AREA

1 ○
2 ○
3 ○
4 ○
5 ○
6 ○
7 ○
8 ○
9 ○
10 ○

🕐 TIME	🧍 SYMPTOMS	📋 TRIGGERS

PAIN PROGRESSION

PAIN LEVEL																									
5																									
4																									
3																									
2																									
1																									
	1	2	3	4	5	6	7	8	9	10	11	12	1	2	3	4	5	6	7	8	9	10	11	12

DAY TIME

📅 DATE						PAIN LEVEL / AREA

⚡ ENERGY	1	2	3	4	5
🏃 ACTIVITY	1	2	3	4	5
🌙 SLEEP	1	2	3	4	5

PAIN LEVEL / AREA

1 ◯
2 ◯
3 ◯
4 ◯
5 ◯
6 ◯
7 ◯
8 ◯
9 ◯
10 ◯

MEALS

◯ BREAKFAST

◯ LUNCH

◯ DINNER

◯ SNACKS

🕐 TIME	🧍 SYMPTOMS	📋 TRIGGERS

PAIN PROGRESSION

PAIN LEVEL																								
5																								
4																								
3																								
2																								
1																								
	1	2	3	4	5	6	7	8	9	10	11	12	1	2	3	4	5	6	7	8	9	10	11	12

DAY TIME

📅 DATE	

⚡ ENERGY	1	2	3	4	5
🏃 ACTIVITY	1	2	3	4	5
🌙 SLEEP	1	2	3	4	5

MEALS

- ◯ BREAKFAST
- ◯ LUNCH
- ◯ DINNER
- ◯ SNACKS

PAIN LEVEL / AREA

1 ◯
2 ◯
3 ◯
4 ◯
5 ◯
6 ◯
7 ◯
8 ◯
9 ◯
10 ◯

🕐 TIME	🧍 SYMPTOMS	📋 TRIGGERS

PAIN PROGRESSION

PAIN LEVEL																								
5																								
4																								
3																								
2																								
1																								
	1	2	3	4	5	6	7	8	9	10	11	12	1	2	3	4	5	6	7	8	9	10	11	12

DAY TIME

📅 DATE						PAIN LEVEL / AREA

⚡ ENERGY	1	2	3	4	5
🏃 ACTIVITY	1	2	3	4	5
🌙 SLEEP	1	2	3	4	5

MEALS

- ◯ BREAKFAST
- ◯ LUNCH
- ◯ DINNER
- ◯ SNACKS

PAIN LEVEL / AREA

1 ◯
2 ◯
3 ◯
4 ◯
5 ◯
6 ◯
7 ◯
8 ◯
9 ◯
10 ◯

🕐 TIME	👤 SYMPTOMS	📋 TRIGGERS

PAIN PROGRESSION

PAIN LEVEL																									
5																									
4																									
3																									
2																									
1																									
	1	2	3	4	5	6	7	8	9	10	11	12	1	2	3	4	5	6	7	8	9	10	11	12

DAY TIME

📅 DATE						PAIN LEVEL / AREA

⚡ ENERGY	1	2	3	4	5
🏃 ACTIVITY	1	2	3	4	5
🌙 SLEEP	1	2	3	4	5

PAIN LEVEL / AREA

1 ○
2 ○
3 ○
4 ○
5 ○
6 ○
7 ○
8 ○
9 ○
10 ○

MEALS
○ BREAKFAST
○ LUNCH
○ DINNER
○ SNACKS

🕐 TIME	🧍 SYMPTOMS	📋 TRIGGERS

PAIN PROGRESSION

PAIN LEVEL																									
5																									
4																									
3																									
2																									
1																									
	1	2	3	4	5	6	7	8	9	10	11	12	1	2	3	4	5	6	7	8	9	10	11	12

DAY TIME

📅 DATE		

⚡ ENERGY	1	2	3	4	5
🏃 ACTIVITY	1	2	3	4	5
🌙 SLEEP	1	2	3	4	5

MEALS

- ◯ BREAKFAST
- ◯ LUNCH
- ◯ DINNER
- ◯ SNACKS

PAIN LEVEL / AREA

1 ◯
2 ◯
3 ◯
4 ◯
5 ◯
6 ◯
7 ◯
8 ◯
9 ◯
10 ◯

🕐 TIME	🧍 SYMPTOMS	📋 TRIGGERS

PAIN PROGRESSION

PAIN LEVEL																								
5																								
4																								
3																								
2																								
1																								
	1	2	3	4	5	6	7	8	9	10	11	12	1	2	3	4	5	6	7	8	9	10	11	12

DAY TIME

DATE

	ENERGY	1	2	3	4	5
	ACTIVITY	1	2	3	4	5
	SLEEP	1	2	3	4	5

MEALS

○ BREAKFAST

○ LUNCH

○ DINNER

○ SNACKS

PAIN LEVEL / AREA

1 ○
2 ○
3 ○
4 ○
5 ○
6 ○
7 ○
8 ○
9 ○
10 ○

🕐 TIME	🧍 SYMPTOMS	📋 TRIGGERS

PAIN PROGRESSION

PAIN LEVEL																									
5																									
4																									
3																									
2																									
1																									
	1	2	3	4	5	6	7	8	9	10	11	12	1	2	3	4	5	6	7	8	9	10	11	12

DAY TIME

📅 DATE		PAIN LEVEL / AREA

⚡ ENERGY | 1 | 2 | 3 | 4 | 5 |
🏃 ACTIVITY | 1 | 2 | 3 | 4 | 5 |
🌙 SLEEP | 1 | 2 | 3 | 4 | 5 |

MEALS

○ BREAKFAST

○ LUNCH

○ DINNER

○ SNACKS

PAIN LEVEL / AREA

1 ○
2 ○
3 ○
4 ○
5 ○
6 ○
7 ○
8 ○
9 ○
10 ○

🕐 TIME	🧍 SYMPTOMS	📋 TRIGGERS

PAIN PROGRESSION

PAIN LEVEL																								
5																								
4																								
3																								
2																								
1																								
	1	2	3	4	5	6	7	8	9	10	11	12	1	2	3	4	5	6	7	8	9	10	11	12

DAY TIME

📅 DATE	

⚡	ENERGY	1	2	3	4	5
🏃	ACTIVITY	1	2	3	4	5
🌙	SLEEP	1	2	3	4	5

MEALS

- ⭕ BREAKFAST
- ⭕ LUNCH
- ⭕ DINNER
- ⭕ SNACKS

PAIN LEVEL / AREA

1 ⭕
2 ⭕
3 ⭕
4 ⭕
5 ⭕
6 ⭕
7 ⭕
8 ⭕
9 ⭕
10 ⭕

🕐 TIME	👤 SYMPTOMS	📋 TRIGGERS

PAIN PROGRESSION

PAIN LEVEL																								
5																								
4																								
3																								
2																								
1																								
	1	2	3	4	5	6	7	8	9	10	11	12	1	2	3	4	5	6	7	8	9	10	11	12

DAY TIME

📅 DATE		PAIN LEVEL / AREA

⚡ ENERGY	1	2	3	4	5
🏃 ACTIVITY	1	2	3	4	5
🌙 SLEEP	1	2	3	4	5

MEALS
○ BREAKFAST
○ LUNCH
○ DINNER
○ SNACKS

PAIN LEVEL / AREA

1 ○
2 ○
3 ○
4 ○
5 ○
6 ○
7 ○
8 ○
9 ○
10 ○

🕐 TIME	🧍 SYMPTOMS	📋 TRIGGERS

PAIN PROGRESSION

PAIN LEVEL																								
5																								
4																								
3																								
2																								
1																								
	1	2	3	4	5	6	7	8	9	10	11	12	1	2	3	4	5	6	7	8	9	10	11	12

DAY TIME

📅 DATE				

⚡ ENERGY	1	2	3	4	5
🏃 ACTIVITY	1	2	3	4	5
🌙 SLEEP	1	2	3	4	5

MEALS

- ○ BREAKFAST
- ○ LUNCH
- ○ DINNER
- ○ SNACKS

PAIN LEVEL / AREA

1 ○
2 ○
3 ○
4 ○
5 ○
6 ○
7 ○
8 ○
9 ○
10 ○

🕐 TIME	👤 SYMPTOMS	📋 TRIGGERS

PAIN PROGRESSION

PAIN LEVEL																									
5																									
4																									
3																									
2																									
1																									
	1	2	3	4	5	6	7	8	9	10	11	12	1	2	3	4	5	6	7	8	9	10	11	12	

DAY TIME

DATE

⚡ ENERGY	1 2 3 4 5
🏃 ACTIVITY	1 2 3 4 5
🌙 SLEEP	1 2 3 4 5

MEALS

- ○ BREAKFAST
- ○ LUNCH
- ○ DINNER
- ○ SNACKS

PAIN LEVEL / AREA

1 2 3 4 5 6 7 8 9 10

🕐 TIME	🧍 SYMPTOMS	📋 TRIGGERS

PAIN PROGRESSION

PAIN LEVEL		
5		
4		
3		
2		
1		

1 2 3 4 5 6 7 8 9 10 11 12 1 2 3 4 5 6 7 8 9 10 11 12

DAY TIME

📅 DATE					

PAIN LEVEL / AREA

⚡ ENERGY	1	2	3	4	5

🏃 ACTIVITY	1	2	3	4	5

🌙 SLEEP	1	2	3	4	5

1 ○
2 ○
3 ○
4 ○
5 ○
6 ○
7 ○
8 ○
9 ○
10 ○

MEALS

○ BREAKFAST
○ LUNCH
○ DINNER
○ SNACKS

🕐 TIME	🧍 SYMPTOMS	📋 TRIGGERS

PAIN PROGRESSION

PAIN LEVEL	5																								
	4																								
	3																								
	2																								
	1																								
		1	2	3	4	5	6	7	8	9	10	11	12	1	2	3	4	5	6	7	8	9	10	11	12

DAY TIME

📅 DATE

⚡ ENERGY | 1 | 2 | 3 | 4 | 5 |

🏃 ACTIVITY | 1 | 2 | 3 | 4 | 5 |

🌙 SLEEP | 1 | 2 | 3 | 4 | 5 |

MEALS

○ BREAKFAST

○ LUNCH

○ DINNER

○ SNACKS

PAIN LEVEL / AREA

1 ○
2 ○
3 ○
4 ○
5 ○
6 ○
7 ○
8 ○
9 ○
10 ○

🕐 TIME	🧍 SYMPTOMS	📋 TRIGGERS

PAIN PROGRESSION

PAIN LEVEL	5																									
	4																									
	3																									
	2																									
	1																									
		1	2	3	4	5	6	7	8	9	10	11	12	1	2	3	4	5	6	7	8	9	10	11	12

DAY TIME

📅 DATE		PAIN LEVEL / AREA

DATE

⚡ ENERGY	1	2	3	4	5
🏃 ACTIVITY	1	2	3	4	5
🌙 SLEEP	1	2	3	4	5

MEALS

○ BREAKFAST
○ LUNCH
○ DINNER
○ SNACKS

PAIN LEVEL / AREA

1 ○
2 ○
3 ○
4 ○
5 ○
6 ○
7 ○
8 ○
9 ○
10 ○

🕐 TIME	🧍 SYMPTOMS	📋 TRIGGERS

PAIN PROGRESSION

PAIN LEVEL		1	2	3	4	5	6	7	8	9	10	11	12	1	2	3	4	5	6	7	8	9	10	11	12
	5																								
	4																								
	3																								
	2																								
	1																								

DAY TIME

📅 DATE

⚡ ENERGY | 1 | 2 | 3 | 4 | 5 |

🏃 ACTIVITY | 1 | 2 | 3 | 4 | 5 |

🌙 SLEEP | 1 | 2 | 3 | 4 | 5 |

MEALS

○ BREAKFAST

○ LUNCH

○ DINNER

○ SNACKS

PAIN LEVEL / AREA

1 ○
2 ○
3 ○
4 ○
5 ○
6 ○
7 ○
8 ○
9 ○
10 ○

🕐 TIME	🧑 SYMPTOMS	📋 TRIGGERS

PAIN PROGRESSION

PAIN LEVEL																								
5																								
4																								
3																								
2																								
1																								
	1	2	3	4	5	6	7	8	9	10	11	12	1	2	3	4	5	6	7	8	9	10	11	12

DAY TIME

📅 DATE		PAIN LEVEL / AREA

⚡ ENERGY `1  2  3  4  5`

🏃 ACTIVITY `1  2  3  4  5`

🌙 SLEEP `1  2  3  4  5`

MEALS

○ BREAKFAST

○ LUNCH

○ DINNER

○ SNACKS

PAIN LEVEL / AREA

1 ○
2 ○
3 ○
4 ○
5 ○
6 ○
7 ○
8 ○
9 ○
10 ○

🕐 TIME	🧍 SYMPTOMS	📋 TRIGGERS

PAIN PROGRESSION

PAIN LEVEL																									
5																									
4																									
3																									
2																									
1																									
	1	2	3	4	5	6	7	8	9	10	11	12	1	2	3	4	5	6	7	8	9	10	11	12	

DAY TIME

DATE

	ENERGY	1	2	3	4	5
	ACTIVITY	1	2	3	4	5
	SLEEP	1	2	3	4	5

MEALS

- ◯ BREAKFAST
- ◯ LUNCH
- ◯ DINNER
- ◯ SNACKS

PAIN LEVEL / AREA

1 ◯
2 ◯
3 ◯
4 ◯
5 ◯
6 ◯
7 ◯
8 ◯
9 ◯
10 ◯

🕐 TIME	🧍 SYMPTOMS	📋 TRIGGERS

PAIN PROGRESSION

PAIN LEVEL																										
5																										
4																										
3																										
2																										
1																										
	1	2	3	4	5	6	7	8	9	10	11	12	1	2	3	4	5	6	7	8	9	10	11	12		

DAY TIME

📅 DATE		PAIN LEVEL / AREA

⚡ ENERGY	1	2	3	4	5
🏃 ACTIVITY	1	2	3	4	5
🌙 SLEEP	1	2	3	4	5

MEALS

- ○ BREAKFAST
- ○ LUNCH
- ○ DINNER
- ○ SNACKS

PAIN LEVEL / AREA

1 ○
2 ○
3 ○
4 ○
5 ○
6 ○
7 ○
8 ○
9 ○
10 ○

🕐 TIME	🧍 SYMPTOMS	📋 TRIGGERS

PAIN PROGRESSION

PAIN LEVEL																									
5																									
4																									
3																									
2																									
1																									
	1	2	3	4	5	6	7	8	9	10	11	12	1	2	3	4	5	6	7	8	9	10	11	12	

DAY TIME

DATE

ENERGY	1	2	3	4	5

ACTIVITY	1	2	3	4	5

SLEEP	1	2	3	4	5

MEALS

◯ BREAKFAST

◯ LUNCH

◯ DINNER

◯ SNACKS

PAIN LEVEL / AREA

1 ◯
2 ◯
3 ◯
4 ◯
5 ◯
6 ◯
7 ◯
8 ◯
9 ◯
10 ◯

🕐 TIME	👤 SYMPTOMS	📋 TRIGGERS

PAIN PROGRESSION

PAIN LEVEL	1	2	3	4	5	6	7	8	9	10	11	12	1	2	3	4	5	6	7	8	9	10	11	12
5																								
4																								
3																								
2																								
1																								

DAY TIME

📅 DATE						PAIN LEVEL / AREA

⚡ ENERGY	1	2	3	4	5
🏃 ACTIVITY	1	2	3	4	5
🌙 SLEEP	1	2	3	4	5

MEALS

- ○ BREAKFAST
- ○ LUNCH
- ○ DINNER
- ○ SNACKS

Pain level scale 1–10 with body figure.

🕐 TIME	🧍 SYMPTOMS	📋 TRIGGERS

PAIN PROGRESSION

PAIN LEVEL																									
5																									
4																									
3																									
2																									
1																									
	1	2	3	4	5	6	7	8	9	10	11	12	1	2	3	4	5	6	7	8	9	10	11	12

DAY TIME

📅 DATE		PAIN LEVEL / AREA

⚡ ENERGY	1	2	3	4	5
🏃 ACTIVITY	1	2	3	4	5
🌙 SLEEP	1	2	3	4	5

MEALS
○ BREAKFAST
○ LUNCH
○ DINNER
○ SNACKS

PAIN LEVEL / AREA

1 ○
2 ○
3 ○
4 ○
5 ○
6 ○
7 ○
8 ○
9 ○
10 ○

🕐 TIME	👤 SYMPTOMS	📋 TRIGGERS

PAIN PROGRESSION

PAIN LEVEL		1	2	3	4	5	6	7	8	9	10	11	12	1	2	3	4	5	6	7	8	9	10	11	12
	5																								
	4																								
	3																								
	2																								
	1																								

DAY TIME

📅 DATE		PAIN LEVEL / AREA

⚡ ENERGY	1	2	3	4	5
🏃 ACTIVITY	1	2	3	4	5
🌙 SLEEP	1	2	3	4	5

MEALS

- ○ BREAKFAST
- ○ LUNCH
- ○ DINNER
- ○ SNACKS

Pain level scale (body diagram): 1 2 3 4 5 6 7 8 9 10

🕐 TIME	🧍 SYMPTOMS	📋 TRIGGERS

PAIN PROGRESSION

PAIN LEVEL																								
5																								
4																								
3																								
2																								
1																								
	1	2	3	4	5	6	7	8	9	10	11	12	1	2	3	4	5	6	7	8	9	10	11	12

DAY TIME

📅 DATE							PAIN LEVEL / AREA

⚡ ENERGY	1	2	3	4	5
🏃 ACTIVITY	1	2	3	4	5
🌙 SLEEP	1	2	3	4	5

MEALS

- ○ BREAKFAST
- ○ LUNCH
- ○ DINNER
- ○ SNACKS

PAIN LEVEL / AREA

1 ○
2 ○
3 ○
4 ○
5 ○
6 ○
7 ○
8 ○
9 ○
10 ○

🕐 TIME	🧍 SYMPTOMS	📋 TRIGGERS

PAIN PROGRESSION

PAIN LEVEL																								
5																								
4																								
3																								
2																								
1																								
	1	2	3	4	5	6	7	8	9	10	11	12	1	2	3	4	5	6	7	8	9	10	11	12

DAY TIME

DATE

ENERGY | 1 | 2 | 3 | 4 | 5 |
ACTIVITY | 1 | 2 | 3 | 4 | 5 |
SLEEP | 1 | 2 | 3 | 4 | 5 |

MEALS

○ BREAKFAST

○ LUNCH

○ DINNER

○ SNACKS

PAIN LEVEL / AREA

1 ○
2 ○
3 ○
4 ○
5 ○
6 ○
7 ○
8 ○
9 ○
10 ○

🕐 TIME	👤 SYMPTOMS	📋 TRIGGERS

PAIN PROGRESSION

PAIN LEVEL																								
5																								
4																								
3																								
2																								
1																								
	1	2	3	4	5	6	7	8	9	10	11	12	1	2	3	4	5	6	7	8	9	10	11	12

DAY TIME

📅 DATE					

⚡ ENERGY	1	2	3	4	5
🏃 ACTIVITY	1	2	3	4	5
🌙 SLEEP	1	2	3	4	5

MEALS
○ BREAKFAST
○ LUNCH
○ DINNER
○ SNACKS

PAIN LEVEL / AREA

1 ○
2 ○
3 ○
4 ○
5 ○
6 ○
7 ○
8 ○
9 ○
10 ○

🕐 TIME	👤 SYMPTOMS	📋 TRIGGERS

PAIN PROGRESSION

PAIN LEVEL	5																								
	4																								
	3																								
	2																								
	1																								
		1	2	3	4	5	6	7	8	9	10	11	12	1	2	3	4	5	6	7	8	9	10	11	12

DAY TIME

| 📅 DATE | | PAIN LEVEL / AREA |

DATE

⚡ ENERGY　　| 1 | 2 | 3 | 4 | 5 |

🏃 ACTIVITY　| 1 | 2 | 3 | 4 | 5 |

🌙 SLEEP　　| 1 | 2 | 3 | 4 | 5 |

MEALS

○ BREAKFAST

○ LUNCH

○ DINNER

○ SNACKS

PAIN LEVEL / AREA

1 ○
2 ○
3 ○
4 ○
5 ○
6 ○
7 ○
8 ○
9 ○
10 ○

🕐 TIME	🧍 SYMPTOMS	📋 TRIGGERS

PAIN PROGRESSION

PAIN LEVEL																									
5																									
4																									
3																									
2																									
1																									
	1	2	3	4	5	6	7	8	9	10	11	12	1	2	3	4	5	6	7	8	9	10	11	12	

DAY TIME

DATE

⚡ ENERGY	1 2 3 4 5	
🏃 ACTIVITY	1 2 3 4 5	
🌙 SLEEP	1 2 3 4 5	

MEALS

- ◯ BREAKFAST
- ◯ LUNCH
- ◯ DINNER
- ◯ SNACKS

PAIN LEVEL / AREA

1 ◯
2 ◯
3 ◯
4 ◯
5 ◯
6 ◯
7 ◯
8 ◯
9 ◯
10 ◯

🕐 TIME	🧍 SYMPTOMS	📋 TRIGGERS

PAIN PROGRESSION

PAIN LEVEL																									
5																									
4																									
3																									
2																									
1																									
	1	2	3	4	5	6	7	8	9	10	11	12	1	2	3	4	5	6	7	8	9	10	11	12	

DAY TIME

DATE

⚡ ENERGY	1	2	3	4	5
🏃 ACTIVITY	1	2	3	4	5
🌙 SLEEP	1	2	3	4	5

MEALS

- ○ BREAKFAST
- ○ LUNCH
- ○ DINNER
- ○ SNACKS

PAIN LEVEL / AREA

1 ○
2 ○
3 ○
4 ○
5 ○
6 ○
7 ○
8 ○
9 ○
10 ○

🕐 TIME	👤 SYMPTOMS	📋 TRIGGERS

PAIN PROGRESSION

PAIN LEVEL																									
5																									
4																									
3																									
2																									
1																									
	1	2	3	4	5	6	7	8	9	10	11	12	1	2	3	4	5	6	7	8	9	10	11	12

DAY TIME

📅 DATE

⚡ ENERGY | 1 | 2 | 3 | 4 | 5 |

🏃 ACTIVITY | 1 | 2 | 3 | 4 | 5 |

🌙 SLEEP | 1 | 2 | 3 | 4 | 5 |

MEALS

○ BREAKFAST

○ LUNCH

○ DINNER

○ SNACKS

PAIN LEVEL / AREA

1 ○
2 ○
3 ○
4 ○
5 ○
6 ○
7 ○
8 ○
9 ○
10 ○

🕐 TIME	⚕ SYMPTOMS	📋 TRIGGERS

PAIN PROGRESSION

PAIN LEVEL	5																							
	4																							
	3																							
	2																							
	1																							
		1	2	3	4	5	6	7	8	9	10	11	12	1	2	3	4	5	6	7	8	9	10	11	12

DAY TIME

DATE

⚡ ENERGY	1	2	3	4	5
🏃 ACTIVITY	1	2	3	4	5
🌙 SLEEP	1	2	3	4	5

MEALS

○ BREAKFAST

○ LUNCH

○ DINNER

○ SNACKS

PAIN LEVEL / AREA

1 ○
2 ○
3 ○
4 ○
5 ○
6 ○
7 ○
8 ○
9 ○
10 ○

🕐 TIME	🧍 SYMPTOMS	📋 TRIGGERS

PAIN PROGRESSION

PAIN LEVEL																								
5																								
4																								
3																								
2																								
1																								
	1	2	3	4	5	6	7	8	9	10	11	12	1	2	3	4	5	6	7	8	9	10	11	12

DAY TIME

📅 DATE		PAIN LEVEL / AREA

⚡ ENERGY	1	2	3	4	5
🏃 ACTIVITY	1	2	3	4	5
🌙 SLEEP	1	2	3	4	5

MEALS
◯ BREAKFAST
◯ LUNCH
◯ DINNER
◯ SNACKS

PAIN LEVEL / AREA

1 ◯
2 ◯
3 ◯
4 ◯
5 ◯
6 ◯
7 ◯
8 ◯
9 ◯
10 ◯

🕐 TIME	🧍 SYMPTOMS	📋 TRIGGERS

PAIN PROGRESSION

PAIN LEVEL		DAY TIME

PAIN LEVEL																								
5																								
4																								
3																								
2																								
1																								
	1	2	3	4	5	6	7	8	9	10	11	12	1	2	3	4	5	6	7	8	9	10	11	12

DAY TIME

DATE

⚡ ENERGY		1 | 2 | 3 | 4 | 5
🏃 ACTIVITY		1 | 2 | 3 | 4 | 5
🌙 SLEEP		1 | 2 | 3 | 4 | 5

MEALS

○ BREAKFAST

○ LUNCH

○ DINNER

○ SNACKS

PAIN LEVEL / AREA

1 ○
2 ○
3 ○
4 ○
5 ○
6 ○
7 ○
8 ○
9 ○
10 ○

🕐 TIME	🧍 SYMPTOMS	📋 TRIGGERS

PAIN PROGRESSION

PAIN LEVEL																									
5																									
4																									
3																									
2																									
1																									
	1	2	3	4	5	6	7	8	9	10	11	12	1	2	3	4	5	6	7	8	9	10	11	12

DAY TIME

📅 DATE	

⚡ ENERGY	1	2	3	4	5	
🏃 ACTIVITY	1	2	3	4	5	
🌙 SLEEP	1	2	3	4	5	

PAIN LEVEL / AREA

MEALS
○ BREAKFAST
○ LUNCH
○ DINNER
○ SNACKS

1 ○
2 ○
3 ○
4 ○
5 ○
6 ○
7 ○
8 ○
9 ○
10 ○

🕐 TIME	🧍 SYMPTOMS	📋 TRIGGERS

PAIN PROGRESSION

PAIN LEVEL																								
5																								
4																								
3																								
2																								
1																								
	1	2	3	4	5	6	7	8	9	10	11	12	1	2	3	4	5	6	7	8	9	10	11	12

DAY TIME

📅 DATE	

⚡ ENERGY	1	2	3	4	5
🏃 ACTIVITY	1	2	3	4	5
🌙 SLEEP	1	2	3	4	5

MEALS

○ BREAKFAST

○ LUNCH

○ DINNER

○ SNACKS

PAIN LEVEL / AREA

1 ○
2 ○
3 ○
4 ○
5 ○
6 ○
7 ○
8 ○
9 ○
10 ○

🕐 TIME	🩺 SYMPTOMS	📋 TRIGGERS

PAIN PROGRESSION

PAIN LEVEL																									
5																									
4																									
3																									
2																									
1																									
	1	2	3	4	5	6	7	8	9	10	11	12	1	2	3	4	5	6	7	8	9	10	11	12

DAY TIME

📅 DATE

⚡ ENERGY | 1 | 2 | 3 | 4 | 5 |

🏃 ACTIVITY | 1 | 2 | 3 | 4 | 5 |

🌙 SLEEP | 1 | 2 | 3 | 4 | 5 |

MEALS

◯ BREAKFAST

◯ LUNCH

◯ DINNER

◯ SNACKS

PAIN LEVEL / AREA

1 ◯
2 ◯
3 ◯
4 ◯
5 ◯
6 ◯
7 ◯
8 ◯
9 ◯
10 ◯

🕐 TIME	👤 SYMPTOMS	📋 TRIGGERS

PAIN PROGRESSION

PAIN LEVEL	5																								
	4																								
	3																								
	2																								
	1																								
		1	2	3	4	5	6	7	8	9	10	11	12	1	2	3	4	5	6	7	8	9	10	11	12

DAY TIME

📅 DATE		PAIN LEVEL / AREA

⚡ ENERGY	1	2	3	4	5
🏃 ACTIVITY	1	2	3	4	5
🌙 SLEEP	1	2	3	4	5

MEALS

- ○ BREAKFAST
- ○ LUNCH
- ○ DINNER
- ○ SNACKS

PAIN LEVEL / AREA

1 ○ 2 ○ 3 ○ 4 ○ 5 ○ 6 ○ 7 ○ 8 ○ 9 ○ 10 ○

🕐 TIME	🧑 SYMPTOMS	📋 TRIGGERS

PAIN PROGRESSION

PAIN LEVEL																										
5																										
4																										
3																										
2																										
1																										
	1	2	3	4	5	6	7	8	9	10	11	12	1	2	3	4	5	6	7	8	9	10	11	12		

DAY TIME

📅 DATE	

⚡ ENERGY		1 | 2 | 3 | 4 | 5
🏃 ACTIVITY		1 | 2 | 3 | 4 | 5
🌙 SLEEP		1 | 2 | 3 | 4 | 5

PAIN LEVEL / AREA

MEALS
○ BREAKFAST
○ LUNCH
○ DINNER
○ SNACKS

🕐 TIME	🧍 SYMPTOMS	📋 TRIGGERS

PAIN PROGRESSION

PAIN LEVEL																									
5																									
4																									
3																									
2																									
1																									
	1	2	3	4	5	6	7	8	9	10	11	12	1	2	3	4	5	6	7	8	9	10	11	12

DAY TIME

| 📅 DATE | |

PAIN LEVEL / AREA

⚡ ENERGY	1	2	3	4	5
🏃 ACTIVITY	1	2	3	4	5
🌙 SLEEP	1	2	3	4	5

MEALS

○ BREAKFAST

○ LUNCH

○ DINNER

○ SNACKS

Pain level circles: 1 ○ 2 ○ 3 ○ 4 ○ 5 ○ 6 ○ 7 ○ 8 ○ 9 ○ 10 ○

🕐 TIME	🧍 SYMPTOMS	📋 TRIGGERS

PAIN PROGRESSION

PAIN LEVEL																									
5																									
4																									
3																									
2																									
1																									
	1	2	3	4	5	6	7	8	9	10	11	12	1	2	3	4	5	6	7	8	9	10	11	12	

DAY TIME

📅 DATE		PAIN LEVEL / AREA

DATE

⚡ ENERGY	1	2	3	4	5
🏃 ACTIVITY	1	2	3	4	5
🌙 SLEEP	1	2	3	4	5

MEALS

- ◯ BREAKFAST
- ◯ LUNCH
- ◯ DINNER
- ◯ SNACKS

PAIN LEVEL / AREA

1 ◯
2 ◯
3 ◯
4 ◯
5 ◯
6 ◯
7 ◯
8 ◯
9 ◯
10 ◯

🕐 TIME	🧍 SYMPTOMS	📋 TRIGGERS

PAIN PROGRESSION

PAIN LEVEL																								
5																								
4																								
3																								
2																								
1																								
	1	2	3	4	5	6	7	8	9	10	11	12	1	2	3	4	5	6	7	8	9	10	11	12

DAY TIME

📅 DATE		PAIN LEVEL / AREA

⚡ ENERGY	1	2	3	4	5
🏃 ACTIVITY	1	2	3	4	5
🌙 SLEEP	1	2	3	4	5

MEALS

○ BREAKFAST
○ LUNCH
○ DINNER
○ SNACKS

Pain level scale: 1 2 3 4 5 6 7 8 9 10

🕐 TIME	🧍 SYMPTOMS	📋 TRIGGERS

PAIN PROGRESSION

PAIN LEVEL	5																							
	4																							
	3																							
	2																							
	1																							
		1	2	3	4	5	6	7	8	9	10	11	12	1	2	3	4	5	6	7	8	9	10	11	12

DAY TIME

📅 DATE		PAIN LEVEL / AREA

⚡ ENERGY	1	2	3	4	5
🏃 ACTIVITY	1	2	3	4	5
🌙 SLEEP	1	2	3	4	5

PAIN LEVEL / AREA

1 ◯
2 ◯
3 ◯
4 ◯
5 ◯
6 ◯
7 ◯
8 ◯
9 ◯
10 ◯

MEALS	
◯ BREAKFAST	
◯ LUNCH	
◯ DINNER	
◯ SNACKS	

🕐 TIME	🧑‍⚕️ SYMPTOMS	📋 TRIGGERS

PAIN PROGRESSION

PAIN LEVEL																								
5																								
4																								
3																								
2																								
1																								
	1	2	3	4	5	6	7	8	9	10	11	12	1	2	3	4	5	6	7	8	9	10	11	12

DAY TIME

DATE

⚡ ENERGY	1 2 3 4 5
🏃 ACTIVITY	1 2 3 4 5
🌙 SLEEP	1 2 3 4 5

MEALS

- ○ BREAKFAST
- ○ LUNCH
- ○ DINNER
- ○ SNACKS

PAIN LEVEL / AREA

1 ○
2 ○
3 ○
4 ○
5 ○
6 ○
7 ○
8 ○
9 ○
10 ○

🕐 TIME	🧍 SYMPTOMS	📋 TRIGGERS

PAIN PROGRESSION

PAIN LEVEL																									
5																									
4																									
3																									
2																									
1																									
	1	2	3	4	5	6	7	8	9	10	11	12	1	2	3	4	5	6	7	8	9	10	11	12	

DAY TIME

📅 DATE

⚡ ENERGY | 1 | 2 | 3 | 4 | 5 |

🏃 ACTIVITY | 1 | 2 | 3 | 4 | 5 |

🌙 SLEEP | 1 | 2 | 3 | 4 | 5 |

MEALS

○ BREAKFAST

○ LUNCH

○ DINNER

○ SNACKS

PAIN LEVEL / AREA

1
2
3
4
5
6
7
8
9
10

🕐 TIME	👤 SYMPTOMS	📋 TRIGGERS

PAIN PROGRESSION

PAIN LEVEL																									
5																									
4																									
3																									
2																									
1																									
	1	2	3	4	5	6	7	8	9	10	11	12	1	2	3	4	5	6	7	8	9	10	11	12

DAY TIME

DATE

⚡ ENERGY	1	2	3	4	5
🏃 ACTIVITY	1	2	3	4	5
🌙 SLEEP	1	2	3	4	5

MEALS

- ○ BREAKFAST
- ○ LUNCH
- ○ DINNER
- ○ SNACKS

PAIN LEVEL / AREA

1 ○
2 ○
3 ○
4 ○
5 ○
6 ○
7 ○
8 ○
9 ○
10 ○

🕐 TIME	🧍 SYMPTOMS	📋 TRIGGERS

PAIN PROGRESSION

PAIN LEVEL																									
5																									
4																									
3																									
2																									
1																									
	1	2	3	4	5	6	7	8	9	10	11	12	1	2	3	4	5	6	7	8	9	10	11	12

DAY TIME

📅 DATE	

⚡ ENERGY		1	2	3	4	5
🏃 ACTIVITY		1	2	3	4	5
🌙 SLEEP		1	2	3	4	5

MEALS

- ○ BREAKFAST
- ○ LUNCH
- ○ DINNER
- ○ SNACKS

PAIN LEVEL / AREA

1 ○
2 ○
3 ○
4 ○
5 ○
6 ○
7 ○
8 ○
9 ○
10 ○

🕐 TIME	🧍 SYMPTOMS	📋 TRIGGERS

PAIN PROGRESSION

PAIN LEVEL	5																								
	4																								
	3																								
	2																								
	1																								
		1	2	3	4	5	6	7	8	9	10	11	12	1	2	3	4	5	6	7	8	9	10	11	12

DAY TIME

🗓 DATE					

⚡ ENERGY	1	2	3	4	5
🏃 ACTIVITY	1	2	3	4	5
🌙 SLEEP	1	2	3	4	5

MEALS

- ◯ BREAKFAST
- ◯ LUNCH
- ◯ DINNER
- ◯ SNACKS

PAIN LEVEL / AREA

1 ◯
2 ◯
3 ◯
4 ◯
5 ◯
6 ◯
7 ◯
8 ◯
9 ◯
10 ◯

🕐 TIME	🧍 SYMPTOMS	🗒 TRIGGERS

PAIN PROGRESSION

PAIN LEVEL																									
5																									
4																									
3																									
2																									
1																									
	1	2	3	4	5	6	7	8	9	10	11	12	1	2	3	4	5	6	7	8	9	10	11	12

DAY TIME

📅 DATE		PAIN LEVEL / AREA

⚡ ENERGY	1	2	3	4	5
🏃 ACTIVITY	1	2	3	4	5
🌙 SLEEP	1	2	3	4	5

MEALS
○ BREAKFAST
○ LUNCH
○ DINNER
○ SNACKS

PAIN LEVEL / AREA

1 2 3 4 5 6 7 8 9 10

🕐 TIME	👤 SYMPTOMS	📋 TRIGGERS

PAIN PROGRESSION

PAIN LEVEL																									
5																									
4																									
3																									
2																									
1																									
	1	2	3	4	5	6	7	8	9	10	11	12	1	2	3	4	5	6	7	8	9	10	11	12

DAY TIME

DATE

	ENERGY	1	2	3	4	5

	ACTIVITY	1	2	3	4	5

	SLEEP	1	2	3	4	5

MEALS

- ○ BREAKFAST
- ○ LUNCH
- ○ DINNER
- ○ SNACKS

PAIN LEVEL / AREA

1 ○
2 ○
3 ○
4 ○
5 ○
6 ○
7 ○
8 ○
9 ○
10 ○

TIME	SYMPTOMS	TRIGGERS

PAIN PROGRESSION

PAIN LEVEL																									
5																									
4																									
3																									
2																									
1																									
	1	2	3	4	5	6	7	8	9	10	11	12	1	2	3	4	5	6	7	8	9	10	11	12

DAY TIME

📅 DATE

PAIN LEVEL / AREA

⚡ ENERGY | 1 | 2 | 3 | 4 | 5 |

🏃 ACTIVITY | 1 | 2 | 3 | 4 | 5 |

🌙 SLEEP | 1 | 2 | 3 | 4 | 5 |

1
2
3
4
5
6
7
8
9
10

MEALS

○ BREAKFAST

○ LUNCH

○ DINNER

○ SNACKS

🕐 TIME	🧍 SYMPTOMS	📋 TRIGGERS

PAIN PROGRESSION

PAIN LEVEL		1	2	3	4	5	6	7	8	9	10	11	12	1	2	3	4	5	6	7	8	9	10	11	12
	5																								
	4																								
	3																								
	2																								
	1																								

DAY TIME

📅 DATE						PAIN LEVEL / AREA

⚡ ENERGY	1	2	3	4	5
🏃 ACTIVITY	1	2	3	4	5
🌙 SLEEP	1	2	3	4	5

1
2
3
4
5
6
7
8
9
10

MEALS
◯ BREAKFAST
◯ LUNCH
◯ DINNER
◯ SNACKS

🕐 TIME	🍄 SYMPTOMS	📋 TRIGGERS

PAIN PROGRESSION

PAIN LEVEL	5																							
	4																							
	3																							
	2																							
	1																							
		1	2	3	4	5	6	7	8	9	10	11	12	1	2	3	4	5	6	7	8	9	10	11	12

DAY TIME

📅 DATE		PAIN LEVEL / AREA

ENERGY
⚡ ENERGY | 1 | 2 | 3 | 4 | 5 |

🏃 ACTIVITY | 1 | 2 | 3 | 4 | 5 |

🌙 SLEEP | 1 | 2 | 3 | 4 | 5 |

MEALS

- ○ BREAKFAST
- ○ LUNCH
- ○ DINNER
- ○ SNACKS

PAIN LEVEL / AREA

1 2 3 4 5 6 7 8 9 10

🕐 TIME	🧍 SYMPTOMS	📋 TRIGGERS

PAIN PROGRESSION

PAIN LEVEL																								
5																								
4																								
3																								
2																								
1																								
	1	2	3	4	5	6	7	8	9	10	11	12	1	2	3	4	5	6	7	8	9	10	11	12

DAY TIME

📅 DATE		PAIN LEVEL / AREA

⚡ ENERGY	1	2	3	4	5
🏃 ACTIVITY	1	2	3	4	5
🌙 SLEEP	1	2	3	4	5

PAIN LEVEL / AREA

1 ◯
2 ◯
3 ◯
4 ◯
5 ◯
6 ◯
7 ◯
8 ◯
9 ◯
10 ◯

MEALS

◯ BREAKFAST

◯ LUNCH

◯ DINNER

◯ SNACKS

🕐 TIME	💉 SYMPTOMS	⊞ TRIGGERS

PAIN PROGRESSION

PAIN LEVEL																									
5																									
4																									
3																									
2																									
1																									
	1	2	3	4	5	6	7	8	9	10	11	12	1	2	3	4	5	6	7	8	9	10	11	12

DAY TIME

📅 DATE

⚡ ENERGY	1	2	3	4	5
🏃 ACTIVITY	1	2	3	4	5
🌙 SLEEP	1	2	3	4	5

MEALS

○ BREAKFAST

○ LUNCH

○ DINNER

○ SNACKS

PAIN LEVEL / AREA

1 ○
2 ○
3 ○
4 ○
5 ○
6 ○
7 ○
8 ○
9 ○
10 ○

🕐 TIME	👤 SYMPTOMS	📋 TRIGGERS

PAIN PROGRESSION

PAIN LEVEL																								
5																								
4																								
3																								
2																								
1																								
	1	2	3	4	5	6	7	8	9	10	11	12	1	2	3	4	5	6	7	8	9	10	11	12

DAY TIME

DATE

⚡ ENERGY	1 2 3 4 5
🏃 ACTIVITY	1 2 3 4 5
🌙 SLEEP	1 2 3 4 5

MEALS

- ○ BREAKFAST
- ○ LUNCH
- ○ DINNER
- ○ SNACKS

PAIN LEVEL / AREA

1 ○
2 ○
3 ○
4 ○
5 ○
6 ○
7 ○
8 ○
9 ○
10 ○

🕐 TIME	👤 SYMPTOMS	📋 TRIGGERS

PAIN PROGRESSION

PAIN LEVEL		
5		
4		
3		
2		
1		
	1 2 3 4 5 6 7 8 9 10 11 12 1 2 3 4 5 6 7 8 9 10 11 12	

DAY TIME

📅 DATE

⚡ ENERGY | 1 | 2 | 3 | 4 | 5 |

🏃 ACTIVITY | 1 | 2 | 3 | 4 | 5 |

🌙 SLEEP | 1 | 2 | 3 | 4 | 5 |

MEALS

○ BREAKFAST

○ LUNCH

○ DINNER

○ SNACKS

PAIN LEVEL / AREA

1 ○
2 ○
3 ○
4 ○
5 ○
6 ○
7 ○
8 ○
9 ○
10 ○

🕐 TIME	🧍 SYMPTOMS	📋 TRIGGERS

PAIN PROGRESSION

PAIN LEVEL																									
5																									
4																									
3																									
2																									
1																									
	1	2	3	4	5	6	7	8	9	10	11	12	1	2	3	4	5	6	7	8	9	10	11	12

DAY TIME

📅 DATE

⚡ ENERGY	1	2	3	4	5
🏃 ACTIVITY	1	2	3	4	5
🌙 SLEEP	1	2	3	4	5

MEALS

○ BREAKFAST

○ LUNCH

○ DINNER

○ SNACKS

PAIN LEVEL / AREA

1 ○
2 ○
3 ○
4 ○
5 ○
6 ○
7 ○
8 ○
9 ○
10 ○

🕐 TIME	🧍 SYMPTOMS	📋 TRIGGERS

PAIN PROGRESSION

PAIN LEVEL																									
5																									
4																									
3																									
2																									
1																									
	1	2	3	4	5	6	7	8	9	10	11	12	1	2	3	4	5	6	7	8	9	10	11	12

DAY TIME

📅 DATE					

⚡ ENERGY	1	2	3	4	5
🏃 ACTIVITY	1	2	3	4	5
🌙 SLEEP	1	2	3	4	5

PAIN LEVEL / AREA

MEALS
○ BREAKFAST
○ LUNCH
○ DINNER
○ SNACKS

Pain scale: 1 2 3 4 5 6 7 8 9 10

🕐 TIME	🧍 SYMPTOMS	📋 TRIGGERS

PAIN PROGRESSION

PAIN LEVEL																									
5																									
4																									
3																									
2																									
1																									
	1	2	3	4	5	6	7	8	9	10	11	12	1	2	3	4	5	6	7	8	9	10	11	12

DAY TIME

DATE

ENERGY | 1 | 2 | 3 | 4 | 5 |

ACTIVITY | 1 | 2 | 3 | 4 | 5 |

SLEEP | 1 | 2 | 3 | 4 | 5 |

MEALS

○ BREAKFAST

○ LUNCH

○ DINNER

○ SNACKS

PAIN LEVEL / AREA

1 ○
2 ○
3 ○
4 ○
5 ○
6 ○
7 ○
8 ○
9 ○
10 ○

🕐 TIME	💉 SYMPTOMS	📋 TRIGGERS

PAIN PROGRESSION

PAIN LEVEL	5																							
	4																							
	3																							
	2																							
	1																							
		1	2	3	4	5	6	7	8	9	10	11	12	1	2	3	4	5	6	7	8	9	10	11	12

DAY TIME

📅 DATE		PAIN LEVEL / AREA

⚡ ENERGY	1	2	3	4	5
🏃 ACTIVITY	1	2	3	4	5
🌙 SLEEP	1	2	3	4	5

MEALS
○ BREAKFAST
○ LUNCH
○ DINNER
○ SNACKS

PAIN LEVEL / AREA

1 ◯
2 ◯
3 ◯
4 ◯
5 ◯
6 ◯
7 ◯
8 ◯
9 ◯
10 ◯

🕐 TIME	🧍 SYMPTOMS	📋 TRIGGERS

PAIN PROGRESSION

PAIN LEVEL																								
5																								
4																								
3																								
2																								
1																								
	1	2	3	4	5	6	7	8	9	10	11	12	1	2	3	4	5	6	7	8	9	10	11	12

DAY TIME

| 📅 DATE | |

⚡ ENERGY	1	2	3	4	5
🏃 ACTIVITY	1	2	3	4	5
🌙 SLEEP	1	2	3	4	5

PAIN LEVEL / AREA

1
2
3
4
5
6
7
8
9
10

MEALS

○	BREAKFAST
○	LUNCH
○	DINNER
○	SNACKS

🕐 TIME	🧍 SYMPTOMS	📋 TRIGGERS

PAIN PROGRESSION

PAIN LEVEL	5																								
	4																								
	3																								
	2																								
	1																								
		1	2	3	4	5	6	7	8	9	10	11	12	1	2	3	4	5	6	7	8	9	10	11	12

DAY TIME

📅 DATE		PAIN LEVEL / AREA

⚡ ENERGY	1 2 3 4 5
🏃 ACTIVITY	1 2 3 4 5
🌙 SLEEP	1 2 3 4 5

PAIN LEVEL / AREA

1 ◯
2 ◯
3 ◯
4 ◯
5 ◯
6 ◯
7 ◯
8 ◯
9 ◯
10 ◯

MEALS
◯ BREAKFAST
◯ LUNCH
◯ DINNER
◯ SNACKS

🕐 TIME	🧍 SYMPTOMS	📋 TRIGGERS

PAIN PROGRESSION

PAIN LEVEL																								
5																								
4																								
3																								
2																								
1																								
	1	2	3	4	5	6	7	8	9	10	11	12	1	2	3	4	5	6	7	8	9	10	11	12

DAY TIME

📅 DATE						PAIN LEVEL / AREA	

⚡ ENERGY	1	2	3	4	5
🏃 ACTIVITY	1	2	3	4	5
🌙 SLEEP	1	2	3	4	5

MEALS

- ◯ BREAKFAST
- ◯ LUNCH
- ◯ DINNER
- ◯ SNACKS

Pain level scale 1–10 alongside body figure.

🕐 TIME	👕 SYMPTOMS	📋 TRIGGERS

PAIN PROGRESSION

PAIN LEVEL	1	2	3	4	5	6	7	8	9	10	11	12	1	2	3	4	5	6	7	8	9	10	11	12
5																								
4																								
3																								
2																								
1																								

DAY TIME

📅 DATE		PAIN LEVEL / AREA

⚡ ENERGY | 1 | 2 | 3 | 4 | 5 |

🏃 ACTIVITY | 1 | 2 | 3 | 4 | 5 |

🌙 SLEEP | 1 | 2 | 3 | 4 | 5 |

MEALS
○ BREAKFAST
○ LUNCH
○ DINNER
○ SNACKS

Pain level / area: 1 2 3 4 5 6 7 8 9 10

🕐 TIME	🧍 SYMPTOMS	📋 TRIGGERS

PAIN PROGRESSION

PAIN LEVEL		
5	
4	
3	
2	
1	

DAY TIME: 1 2 3 4 5 6 7 8 9 10 11 12 1 2 3 4 5 6 7 8 9 10 11 12

📅 DATE		PAIN LEVEL / AREA

⚡ ENERGY	1	2	3	4	5
🏃 ACTIVITY	1	2	3	4	5
🌙 SLEEP	1	2	3	4	5

MEALS

| ○ BREAKFAST |
| ○ LUNCH |
| ○ DINNER |
| ○ SNACKS |

PAIN LEVEL / AREA

1 ○ 2 ○ 3 ○ 4 ○ 5 ○ 6 ○ 7 ○ 8 ○ 9 ○ 10 ○

🕐 TIME	👤 SYMPTOMS	📋 TRIGGERS

PAIN PROGRESSION

PAIN LEVEL																									
5																									
4																									
3																									
2																									
1																									
	1	2	3	4	5	6	7	8	9	10	11	12	1	2	3	4	5	6	7	8	9	10	11	12

DAY TIME

📅 DATE						PAIN LEVEL / AREA

⚡ ENERGY	1	2	3	4	5
🏃 ACTIVITY	1	2	3	4	5
🌙 SLEEP	1	2	3	4	5

MEALS
○ BREAKFAST
○ LUNCH
○ DINNER
○ SNACKS

PAIN LEVEL / AREA

1 ○
2 ○
3 ○
4 ○
5 ○
6 ○
7 ○
8 ○
9 ○
10 ○

🕐 TIME	👤 SYMPTOMS	📋 TRIGGERS

PAIN PROGRESSION

PAIN LEVEL																								
5																								
4																								
3																								
2																								
1																								
	1	2	3	4	5	6	7	8	9	10	11	12	1	2	3	4	5	6	7	8	9	10	11	12

DAY TIME

📅 DATE		PAIN LEVEL / AREA

⚡ ENERGY	1	2	3	4	5
🏃 ACTIVITY	1	2	3	4	5
🌙 SLEEP	1	2	3	4	5

PAIN LEVEL / AREA

1 ◯
2 ◯
3 ◯
4 ◯
5 ◯
6 ◯
7 ◯
8 ◯
9 ◯
10 ◯

MEALS
◯ BREAKFAST
◯ LUNCH
◯ DINNER
◯ SNACKS

🕐 TIME	👕 SYMPTOMS	📋 TRIGGERS

PAIN PROGRESSION

PAIN LEVEL																								
5																								
4																								
3																								
2																								
1																								
	1	2	3	4	5	6	7	8	9	10	11	12	1	2	3	4	5	6	7	8	9	10	11	12

DAY TIME

📅 DATE

⚡ ENERGY	1 2 3 4 5
🏃 ACTIVITY	1 2 3 4 5
🌙 SLEEP	1 2 3 4 5

MEALS

○ BREAKFAST	
○ LUNCH	
○ DINNER	
○ SNACKS	

PAIN LEVEL / AREA

1 ○
2 ○
3 ○
4 ○
5 ○
6 ○
7 ○
8 ○
9 ○
10 ○

🕐 TIME	👤 SYMPTOMS	📋 TRIGGERS

PAIN PROGRESSION

PAIN LEVEL																										
5																										
4																										
3																										
2																										
1																										
	1	2	3	4	5	6	7	8	9	10	11	12	1	2	3	4	5	6	7	8	9	10	11	12		

DAY TIME

📅 DATE		PAIN LEVEL / AREA

DATE

⚡ ENERGY	1	2	3	4	5
🏃 ACTIVITY	1	2	3	4	5
🌙 SLEEP	1	2	3	4	5

MEALS

○	BREAKFAST
○	LUNCH
○	DINNER
○	SNACKS

PAIN LEVEL / AREA

1 ○
2 ○
3 ○
4 ○
5 ○
6 ○
7 ○
8 ○
9 ○
10 ○

🕐 TIME	🧍 SYMPTOMS	📋 TRIGGERS

PAIN PROGRESSION

PAIN LEVEL																									
5																									
4																									
3																									
2																									
1																									
	1	2	3	4	5	6	7	8	9	10	11	12	1	2	3	4	5	6	7	8	9	10	11	12

DAY TIME

📅 DATE		PAIN LEVEL / AREA

⚡ ENERGY	1	2	3	4	5
🏃 ACTIVITY	1	2	3	4	5
🌙 SLEEP	1	2	3	4	5

PAIN LEVEL / AREA

1 ◯
2 ◯
3 ◯
4 ◯
5 ◯
6 ◯
7 ◯
8 ◯
9 ◯
10 ◯

MEALS

◯	BREAKFAST
◯	LUNCH
◯	DINNER
◯	SNACKS

🕐 TIME	🧍 SYMPTOMS	📋 TRIGGERS

PAIN PROGRESSION

PAIN LEVEL																								
5																								
4																								
3																								
2																								
1																								
	1	2	3	4	5	6	7	8	9	10	11	12	1	2	3	4	5	6	7	8	9	10	11	12

DAY TIME

📅 DATE	

⚡ ENERGY	1 2 3 4 5
🏃 ACTIVITY	1 2 3 4 5
🌙 SLEEP	1 2 3 4 5

MEALS

- ○ BREAKFAST
- ○ LUNCH
- ○ DINNER
- ○ SNACKS

PAIN LEVEL / AREA

1 ○
2 ○
3 ○
4 ○
5 ○
6 ○
7 ○
8 ○
9 ○
10 ○

🕐 TIME	🧍 SYMPTOMS	📋 TRIGGERS

PAIN PROGRESSION

PAIN LEVEL																								
5																								
4																								
3																								
2																								
1																								
	1	2	3	4	5	6	7	8	9	10	11	12	1	2	3	4	5	6	7	8	9	10	11	12

DAY TIME

DATE

ENERGY [1 | 2 | 3 | 4 | 5]

ACTIVITY [1 | 2 | 3 | 4 | 5]

SLEEP [1 | 2 | 3 | 4 | 5]

MEALS

○ BREAKFAST

○ LUNCH

○ DINNER

○ SNACKS

PAIN LEVEL / AREA

1 ○
2 ○
3 ○
4 ○
5 ○
6 ○
7 ○
8 ○
9 ○
10 ○

⏱ TIME	🧍 SYMPTOMS	📋 TRIGGERS

PAIN PROGRESSION

PAIN LEVEL																								
5																								
4																								
3																								
2																								
1																								
	1	2	3	4	5	6	7	8	9	10	11	12	1	2	3	4	5	6	7	8	9	10	11	12

DAY TIME